BEI GRIN MACHT SICH IHR WISSEN BEZAHLT

- Wir veröffentlichen Ihre Hausarbeit,
  Bachelor- und Masterarbeit

- Ihr eigenes eBook und Buch -
  weltweit in allen wichtigen Shops

- Verdienen Sie an jedem Verkauf

Jetzt bei www.GRIN.com hochladen und kostenlos publizieren

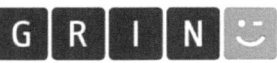

Bibliografische Information der Deutschen Nationalbibliothek:

Die Deutsche Bibliothek verzeichnet diese Publikation in der Deutschen National-
bibliografie; detaillierte bibliografische Daten sind im Internet über http://dnb.d-
nb.de/ abrufbar.

Impressum:

Copyright © 2016 GRIN Verlag
Druck und Bindung: Books on Demand GmbH, Norderstedt Germany
ISBN: 9783668277793

Benjamin Schmidt

Entstehung der Pflegeinformatik. Die Geschichte der EDV in der Pflege von 1950 bis 2016

GRIN Verlag

GRIN - Your knowledge has value

Der GRIN Verlag publiziert seit 1998 wissenschaftliche Arbeiten von Studenten, Hochschullehrern und anderen Akademikern als eBook und gedrucktes Buch. Die Verlagswebsite www.grin.com ist die ideale Plattform zur Veröffentlichung von Hausarbeiten, Abschlussarbeiten, wissenschaftlichen Aufsätzen, Dissertationen und Fachbüchern.

Besuchen Sie uns im Internet:

http://www.grin.com/

http://www.facebook.com/grincom

http://www.twitter.com/grin_com

Entwicklung der Pflegeinformatik – Die Entstehung der Informationstechnik in der Pflege bis in die moderne Informationstechnologie von Heute

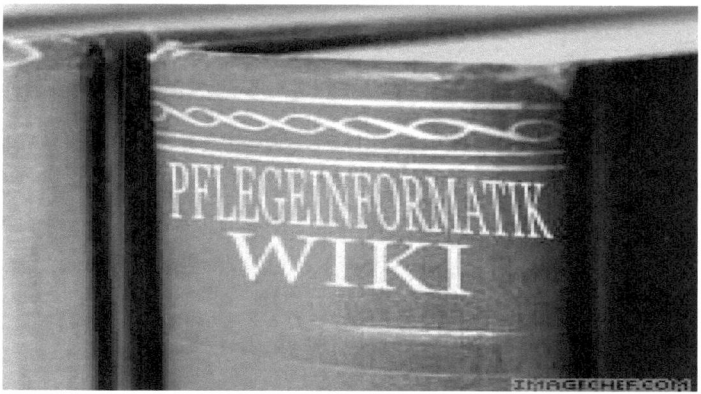

http://pflegeinformatik.wikispaces.com/

Inhaltsverzeichnis

1. Definition und Ziele der Pflegeinformatik

Ziele:

Einsatz von Klassifikationssystemen (z.B. NANDA)
--> in Deutschland noch **freiwillig**, jedoch durch **Nutzung von EDV-gestützter Dokumentation zwingend notwendig** (Hübner 2012, 11)

EDV Pflegeklassifikationssysteme können **statistische Auswertungen durchführen** (Hübner 2012, 10f).

1. Definition und Ziele der Pflegeinformatik

Vermeidung verschieden-sprachiger Begriffe:
z.B. Dekubitus, Ulcus **-->standardisierte Sprache im EDV System** (Hübner 2012, 10f)

Mangelhafte Dokumentation führt zur **defizitären Pflege** (Beuse 2004, 157).

Deshalb → Entwicklung EDV-basierten Klassifikations-systems z.B nach NANDA → ermöglicht **gute pflegerische Dokumentation** für **QM, Pflegeforschung, Lehre und Management** (Beuse 2004, 158)

1. Definition und Ziele der Pflegeinformatik

- **<u>Zweck der Pflegeinformatik:</u>**   (Schrader 2015,7)
- Informationsnotwendigkeiten analysieren
- Informationssysteme für die Pflege zu entwerfen
- Datenstrukturen implementieren und evaluieren
- Computertechnologien identifizieren und in der Pflege anwenden

1. Definition und Ziele der Pflegeinformatik

<u>Definition Pflegeinformatik:</u>   IMIA Working Group 8 von 1998

„ ... ist die Integration des Faches Pflege, des pflege-spezifischen Wissensschatzes und des Informationsmanagements mit Informations- und Kommunikationstechnologie, mit dem Ziel, Gesundheit weltweit zu fördern." *www.langara.bc.ca/vnc/nursemap.htm*

..elektronisches datenverarbeitendes Werkzeug, welches der qualitativ hochwertigen Pflege dient (Hübner 2002, 15).

Ein Fachgebiet, das Pflegewissenschaft und Informatik bei der Identifizierung, Sammlung, Verarbeitung und Verwaltung von Daten verbindet, um Pflegepraxis, Management, Ausbildung und Forschung zu unterstützen und Pflegewissen zu erweitern (Schrader 2015, 7).

2. Nutzen und Notwendigkeit der Pflegeinformatik? Warum entwickelte sich die Pflegeinformatik?

- **Herkömmliche Vorgehensweise Doku auf Papier:**

  Für jeden Schwerpunkt ein extra Formular--> es werden immer wieder neue Namen eingetragen ---> **Mehrarbeit, Vergessen von Daten** (Hesse 2003, 3)

- **Mögliche Einsatzgebiete der EDV in der Pflege:**

  Abrechnung, Dienstplan, Archivierung, Diagnosen... (Hesse 2003, 4)

2. Nutzen und Notwendigkeit der Pflegeinformatik? Warum entwickelte sich die Pflegeinformatik?

- **Nutzen von EDV in der Pflege?** (Hesse 2003, 5ff)

  > 2/3 der Tätigkeiten einer Pflegeperson beschäftigen sich mit **Informationsaufnahme, -verarbeitung und Weitergabe**

- **Vorteil von EDV:**

  PK wird entlastet → **mehr Zeit am Klienten** (Ammenwerth et al. 2003, 137ff)

  EDV Aufforderungssysteme → Dokumentation vollständig

  Textbausteine → Formulierungshilfen

  Kostenersparnis bei Doku

2. Nutzen und Notwendigkeit der Pflegeinformatik? Warum entwickelte sich die Pflegeinformatik?

- Vorteile EDV:

Bessere Möglichkeiten der **Abrechnung** (Hesse 2003, 6f)

- **Wiedervorlage** des Systems → Termine werden nicht vergessen

- **Mehrere Personen haben gleichzeitig Zugriff** auf Daten (Point of Care und Stationszimmer)

- **Internet als Wissensressource**

- **Schnelleren Zugriff auf Daten** und **weniger Lagerflächen** für Akten

2. Nutzen und Notwendigkeit der Pflegeinformatik? Warum entwickelte sich die Pflegeinformatik?

- Nachteile EDV:

- **Textbausteine** → **Vorgabe als Zwang** (Hesse 2003, 6f)

- **Datensicherheit** → Wer hat alles Zugang, Passwörter ?

- **EDV Systeme teuer** in Anschaffung

- **Schulungen kosten Geld**

- **Evtl. Ängste und Ablehnung durch MA**

- **Systemabsturz**

- **Datenverlust** bei schlechter Sicherung (Goossen 1998, 30ff)

2. Nutzen und Notwendigkeit der Pflegeinformatik? Warum entwickelte sich die Pflegeinformatik?

- *Um einen Behandlungserfolg zu erziehen, muss man wissen, was man in ähnlichen Fällen schon getan hat* (Köhler et al. 2002, 6ff)

- Mitte des 19 Jahrhunderts gab es **Krankenhausaufnahmebücher**

- 1942: Zentralarchiv der Wehrmedizin → **12 000 Krankenblätter** → **60 MA**

- KIS zuerst 1956 **in den USA erwähnt** (Köhler et al. 2002, 9)

- Florence Nightingale (1820-1910) → **erste umfangreiche Krankendokumentation in der Pflege** (Köhler et al. 2002, 7)

2. Nutzen und Notwendigkeit der Pflegeinformatik? Warum entwickelte sich die Pflegeinformatik?

„Was wir nicht benennen können, können wir nicht kontrollieren, finanzieren, weitergeben oder in die öffentliche Diskussion bringen"
(Clark, Lang 1992, 109)

- **50er Jahre** → **Speicherung, Auswertung** von Daten-> Lochkarten

- **60er Jahre** → Magnetbänder mit 38 000 Einheiten (Köhler et al. 2002, 13)

- **70er** → elektron. Computer, erstes KIS = aber nicht wie heute

- **80er** → Time Sharing Rechner → Datenverarbeitung im **Dialog**

- **1994** → Versicherungskarte (Köhler et al. 2002, 15)

3. Geschichte der Pflegeinformatik

Vor 1950: (Hübner 2002, 38ff; Hannah 2002, 32ff; Schär, Laux 2003, 1; Schrader 2015, 3ff)

- 100 v. Chr. → Griechen, Römer nutzten Abacus → dann China

- 1842 → Babbage erfand die **erste analytische Rechen-maschine**

- 1930 → **Differenziale Analysatoren** → 7 Stück weltweit

- 1939 → erster automatisierter **sequenz- kontrolliert. Rechner** (IBM)

3. Geschichte der Pflegeinformatik

- 1944 → **Havard Mark I** (digitaler Rechner mit Lochkarten) → Berechnungen, die vorher ½ Jahr dauerten wurden in 24h erledigt

- 1946 → ENIAC (erster elektrischer **Computer mit Röhrentechnik**)

- Danach **elektromagnetischer Rechner** nach Stibitz (Magnet-bänder)

- Dann Rechner mit **eingespeisten Programmen** → 1. Generation Der IAS Computer → John von Neumann

- 1948 → **Transistorrechner** von Shockley →2. Generation, < 1. G.

7

3. Geschichte der Pflegeinformatik

<u>Von 1950-1970:</u> (Hübner 2002, 38ff; Hannah 2002, 32ff; Schär, Laux 2003, 1; Schrader 2015, 3ff)

- 1958 → Blumberg beschreibt **Vorteile der Automatisierung von Pflegeleistungen** → **Kein Interesse der Pflege**

- 1959 → Unternehmensberatung Diebold → **1. Konzept zum KIS**

- 1963 → Dr. Bitzer → System zur **besseren graphischen Darstellung** → **Lernprogramm Pflegeausbildung** → **PLATO**

- 1965 → **Entwicklung KIS** → FA Lockheed → **später erst eingeführt**

3. Geschichte der Pflegeinformatik

- 1966 → **3. Generation** → **modulare Bauweise**
    → mehr Geschwindigkeit, mehrere Anwender

- IBM bot **KH Allzweckrechner** an → Zusammenschluss mehrerer KH an Rechenzentren
(Blütezeit der Verwaltungsinformatik)
→ für Pflegepraxis war die Software nicht ausreichend

- 1967 → **London Hospital** → 105 Monitore für Labor, Röntgen, Station

3. Geschichte der Pflegeinformatik

Von 1970- 2000: (Hübner 2002, 38ff; Hannah 2002, 32ff; Schär, Laux 2003, 1; Schrader 2015, 3ff)

- 1970 → Entwicklung von **Siliciumchips** → PC´s und Minicomputer
- 1970 → Judith Roland entwickelt Konzept, um PK´s im **Umgang mit EDV zu schulen**
- 1973 → **Computergestütztes Pflegeplansystem** von Butler für 500 KH Betten
- Virginia Saba → **Programm zur Entscheidungsfindung für Pflegemanager**

3. Geschichte der Pflegeinformatik

- 1979 → **Gründung der IMIA** (International Medical Informatics Association)

- **Anbieter der KIS** haben mittlerweile **umfassende Kenntnisse von den Arbeitsweisen der KH**

- **Erweiterung** der Finanz und Personalverwaltungs-systeme **um Kommunikations- und klinische medizinische Systeme**

- **Miniaturisierung**

3. Geschichte der Pflegeinformatik

- PC´s der 70er übertrafen bereits die Leistung von ENIAC
- Jedes KH hatte jetzt einen **persönlichen Rechner**
- Pflegeinformatiker waren noch **reine Autodidakten**
  → **keine Ausbildungsprogramme vorhanden**
- Integration von Netzwerken → **Kaum noch Rechenzentren**
- **1980** → Scholes und Barbes diskutierten Nursing Informatics auf einer Konferenz

3. Geschichte der Pflegeinformatik

- 1982 → Erstes Buch zu: **Veränderungen der Pflege durch den Einsatz des PC-** Von den Anfängen bis 1982
- 1983 → Brown **lehrte den ersten Pflegekräften die EDV- Kenntnisse**
- 1985 → Hannah beschreibt die **Auswirkung der Pflegeinformatik auf die Pflegeausbildung**
- **Offene Systeme** → Systematisierung der Dateneingabe, Speicherung und Verarbeitung schreitet voran
- 1988 → **Studiengang in Baltimore und Utha** (Hübner 2002, 38ff)

Ende 80er → **Einführung EDV-gestützter Dokumentationssysteme** in Deutschland → **Notwenigkeit juristischer Absicherung** (Beuse 2004, 157f)

3. Geschichte der Pflegeinformatik

- 1991 → Bessai et al. → **In Deutschland keine Software, die Pflegeprozess unterstützt !**

- 1992 → **American Nurses Association erkennt Nursing Informatics als Fachgebiet an**

- PC → **Anschluss an Telekommunikationstechnologie**
  → Informationsaustausch über Grenzen hinaus

- Mitte der 90er → **Pflegeinformationssystem** hatte noch keine **graphische Benutzeroberfläche**

- 1995 → **verbindliche Qualitätsstandards für die Ausbildung von Pflegeinformatikern**
  → Erste Zertifizierungen in den USA

3. Geschichte der Pflegeinformatik

90er:

- **Pflegeinformatiker in den USA** → mind. 2 Jahre Berufs-erfahrung, Registrierung und ein Bachelorstudium

- **Prüfung in den USA online** → virtuelles Klassenzimmer

- **EU Educta** → Leitlinie Health Informatics

- **Bezahlbare + transportable PC´s für ambulante Pflege**

3. Geschichte der Pflegeinformatik

<u>90er:</u>

Schnelle Verbreitung von Netzwerken + Datenbanken

- **Datenverarbeitung → jetzt Patientenzentriert statt Abteilungsgebunden**

- **Deutsche Arbeitsgruppe Informationsverarbeitung in der Pflege → Prof. Ulrich Schrader von Fra UAS**

4. Pflegeinformatik von 2000 bis Heute

- Wandel im deutschen Gesundheitssystem für Pflege spürbar

- Stellen wurden abgebaut, bei steigenden Fallzahlen und sinkender Verweildauer

- Qualität und Outcome soll unter wirtschaftl. Bedingungen verbessert werden

- Wichtig: Transparenz durch Informationstechnologien (IT)

4. Pflegeinformatik von 2000 bis Heute

Ziel Pflegeinformatik im Gesundheitsmarkt:

-höhere Akzeptanz, stärkeren Einfluss

-Deshalb 2008 Gründung: Deutsche Gesellschaft für Pflegeinformatik

-Tätigkeit: Pflegeklassifikationen, Pflegesoftware, elektronischer Heilberufsausweis, Anforderungen an moderne Pflegesoftware

www. DGPI.org

4. Pflegeinformatik von 2000 bis Heute

- Einbeziehung von evidenzbasiertem Wissen durch Entscheidungsfindungs-System auf Basis der Expertenstandards

- Informationstechnologie soll Berufsgruppe in Ausübung ihrer Tätigkeit unterstützen

- Aufgabenspektrum von PK´s vielfältig durch Akademisierung und Weiterbildung

- IT soll Vielfalt berücksichtigen, Doku muss für Ärzte, PK´s und Therapeuten nutzbar sein

4. Pflegeinformatik von 2000 bis Heute

- In Deutschland sind bislang nur bei 27% der KH Pflegedokumentationssysteme im Einsatz

- Statt NANDA werden meist Hauskataloge bevorzugt

- Allerdings zeigte sich hier ein Wandel vom Freitext (2002) als Mittel der Wahl, hin zu Textbausteinen (2015)
http://www.aerzteblatt.de/archiv/67486

5. Pflegeinformatik in der Zukunft ?

- Systeme sollen zukünftige Wünsche + Bedürfnisse berücksichtigen

- Moderne Systeme → Programmiersprachen der 4. Generation → Teuer, aber lassen sich einfach erweitern (Goossen 1998, 51ff)

- Verpflichtung von Pflegeeinrichtungen zum Einsatz von Pflegeinformationssystemen ? z.B. Medifox (Hübner 2012, 11;Goossen 1998, 32ff)

5. Pflegeinformatik in der Zukunft ?

* **Verbesserung der Nutzung von Pflegediagnosen** und Ermöglichung der **Nutzung solider Daten für politische Entscheidungen** (Hübner 2012, 11)

* **Ortsunabhängiger Zugriff auf Daten** → z.B. Foto von Wunde

* **Robotik** → Heben und Positionieren fällt weg

    → Automatisches Messen der Vitalwerte

    → Ausgabe der Mahlzeiten (Hannah 2002, 277)

5. Pflegeinformatik in der Zukunft ?

* **Evidenzbasierte Pflegepraxis**

* **Entscheidungsfindungssysteme für pflegerisches Handeln**

* **Nachteil:** immer neuere PC´s müssen angeschafft werden, um Schritt zu halten

6. Literatur

Ammenwerth, E. et al. (2003): Auswirkungen einer EDV-gestützten Pflegedokumentation. In: Andreas, L. (Hrsg.), Pflegeinformatik in Europa. Hungen: Printernet

Beuse, H. (2004): Pflegefachsprache. Eine Analyse der Entwicklung. In: intensiv – Fachzeitschrift für Intensivpflege und Anästhesie 9, 151 – 158

Clark, J.; Lang, N. (1992). Nursing's next advance: An internal classification for nursing practice. International Nursing Review 39 (4), 109-128.

Goossen, W.T.F. (1998): Pflegeinformatik. Wiesbaden: Ullstein

Hannah, K.H. et al. (2001): Pflegeinformatik. Berlin : Springer Verlag

Hesse, R. (2003): Darstellung des Nutzens der EDV in der Pflege. Hausarbeit.Norderstedt: Grin Verlag

Hübner, U. (2012): Pflegerische Fachsprache richtig einsetzten. Kommunikation und Klassifikation. In: Heilberufe 8 – 11

Hübner, U. et al. (2002): Pflegeinformatik. Berlin: Springer Verlag

6. Literatur

Köhler, C.O. et al. (2002): Medizinische Informatik. In: Thomas, M.L.; Erdmuthe zu B. (Hrsg.), Handbuch der medizinischen Informatik. 1-22. München: Hanser

Schär, W.; Laux, H. (2003): Pflegeinformatik in der klinischen Praxis. München : Urban und Fischer

Schrader, U. (2015): Informatics. Pflegeinformatik. Folienvortrag. 20.5.2016 URL:
http://de.slideshare.net/ulrichs/1-definition-und-einfhrung-in-die-pflegeinformatik

Links:

http://www.aerzteblatt.de/archiv/67486

www.DGPI.org

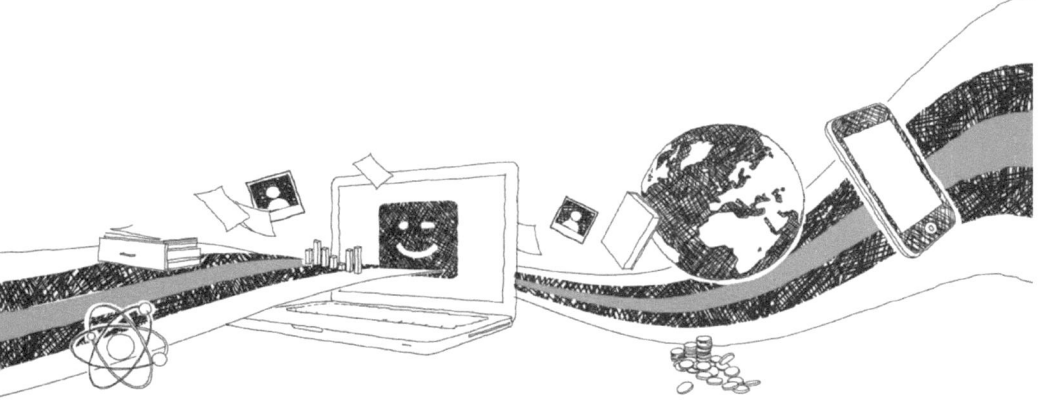
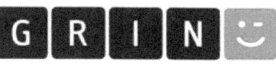